INSTRUCTION MÉDICALE

POUR

LES CAPITAINES ET LES PATRONS

DES NAVIRES

QUI FONT LA PÊCHE D'ISLANDE

RÉDIGÉE

PAR LE CONSEIL SUPÉRIEUR DE SANTÉ DE LA MARINE

ET

APPROUVÉE PAR SON EXCELLENCE

M. L'AMIRAL RIGAULT DE GENOUILLY

SÉNATEUR

MINISTRE SECRÉTAIRE D'ÉTAT

AU DÉPARTEMENT DE LA MARINE ET DES COLONIES

—⁓⁓⁓—

PARIS

CHEZ ROBIQUET, LIBRAIRE-ÉDITEUR

3, RUE FONTANES, 3

—

1872

AUX CAPITAINES

ET

AUX PATRONS DES NAVIRES

QUI FONT LA PÊCHE D'ISLANDE

Votre équipage vous doit obéissance ; il doit à votre armateur un travail consciencieux et assidu ; le soin de maintenir, par une constante sollicitude, de bonnes conditions de santé chez des hommes sains et robustes, appartient à vous seul.

Les précautions hygiéniques ne nécessiteront pas de dépenses extraordinaires, et elles vous aideront dans l'accomplissement de vos obligations : prévenir la maladie.

Vous disposez de moyens médicaux ; une instruction vous fait connaître l'emploi de ces médicaments qui soulageront quelques souffrances.

Si vous n'êtes pas toujours assez heureux pour obtenir une guérison complète, vous arrêterez souvent l'aggravation du mal.

Mais n'oubliez jamais que si l'un de vos matelots est dangereusement malade, si son existence est compromise, vous devez faire tous vos efforts pour rejoindre au plus tôt la station où le médecin de la marine lui donnera des soins efficaces ; en l'absence de la famille, vous accomplissez ainsi une mission honorable et toute d'humanité.

Nous vous conseillons de veiller à ce que l'équipage ait une nourriture saine et abondante. Ordonnez qu'un repas chaud soit préparé pour le soir, après le travail, et que les hommes, après la pêche, changent de vêtements.

Préservez-vous, autant que possible, de l'humidité à bord, et, par des grattages, faites entretenir la propreté dans les diverses parties du navire.

Faites exposer au soleil les vêtements et les objets de couchage de vos marins.

Recommandez aux hommes de se rincer souvent la bouche avec de l'eau vinaigrée, de se laver fréquemment, et exigez quils changent de linge une fois au moins par semaine.

Enfin, proportionnez la durée du repos à la durée du travail.

COMPOSITION DU COFFRE DE MÉDICAMENTS, ETC.

	QUANTITÉS.
Amidon	500 grammes.
Baume opodeldoch	100 —
Coton en rame	300 —
Eau-de-vie camphrée	1.000 —
(En deux vases.)	
Ether sulfurique rectifié	30 —
Extrait de réglisse (suc de réglisse)	500 —
Extrait de saturne	100 —
Farine de semence de lin	1.000 —
Huile camphrée	250 —
Laudanum liquide de Sydenham	30 —
Onguent jaune	200 —
Pommade au garou	150 —
Paquets de crème de tartre de 10 grammes chaque.	10 paquets.
Paquets d'émétique de 5 centigrammes chaque...	10 —
Paquets de gomme arabique concassée, de 20 gr. chaque	15 —
Paquets de rhubarbe en poudre, de 50 centigr. chaque	15 —
Paquets de sulfate de quinine, de 20 centigrammes chaque	10 —
Paquets de sel d'Epsom, de 30 grammes chaque..	5 —
Paquets de sel de nitre, d'un gramme chaque....	10 —
Semence de lin	1.000 grammes.
Sinapismes Rigollot, une boîte de	10 feuilles.
Sparadrap de diachylon gommé	250 grammes.
(Dans un étui.)	
Sparadrap vésicant	60 —
(Dans un étui.)	
Thé	200 —

Bandages herniaires simples.................. 2 { 1 côté droit.
{ 1 côté gauche.

Nota. — Inscrire sur les pelotes : *côté droit* ou *côté gauche.*
Sous-cuisses pour bandages................... 2
Bassin plat de commodité, en étain........... 1
Charpie fine.. 250 grammes.
(Dans un sac en toile.)
Linge à pansement dont un tiers pour bandes.... 4.000 —
Seringue à lavement, avec canule courbe, en étain............. 1
Urinal en étain... 1
Instruction médicale...................................... 1

Nota. — Cet approvisionnement de prévoyance sera logé dans un coffre fermant à clef et présentant deux compartiments contigus ; on placera d'un côté l'instruction médicale, le linge, la charpie, les bandages et sous-cuisses, la seringue, l'urinal et le bassin de commodité; le second compartiment sera divisé d'après le nombre et la dimension des vases employés ; on devra faire usage de flacons carrés ; les flacons qui contiendront des liquides seront bouchés à l'émeri.

Les médicaments dosés par paquets seront renfermés dans des boîtes en fer-blanc. Les dénominations des médicaments ne pourront être changées par les pharmaciens fournisseurs du coffre ; la liste des articles qui composent ce coffre sera collée à l'intérieur, contre le couvercle dudit coffre.

Une commission instituée en exécution de l'ordonnance du 4 août 1819 procédera à la visite du coffre, apposera les scellés et fera déposer au bureau de l'inscription maritime cette caisse, dont remise sera faite au capitaine ou patron avec le rôle d'équipage.

CHAPITRE PREMIER
MALADIES INTERNES

Apoplexie (coup de sang). — Enlever au malade ses vêtements; le coucher dans un endroit frais et aéré, la tête très-relevée. — Couvrir la tête de linges qu'on arrose constamment d'eau froide. — Bain de pieds chaud; ajouter à l'eau une poignée de sel marin. — Lavement d'eau de mer tiède.

Si le malade ne reprend pas connaissance, appliquer sur chaque mollet une feuille de sinapisme Rigollot (le mode d'emploi de ce sinapisme est indiqué sur chaque feuille).

Pas de vin, pas d'aliments pendant quelques jours.

Pour boisson, limonade de crème de tartre (préparation n° 7).

Apoplexie des noyés (secours aux noyés). — Un homme tombe à la mer; s'il rejoint le bord à la nage, le faire se déshabiller, se coucher; lui donner une tasse de vin chaud.

Si le matelot a perdu connaissance, s'il a été en danger, le traiter comme un noyé.

Secours aux noyés. — On débarrasse le malade au plus vite de ses vêtements, et, s'il le faut, on les coupe pour ne pas perdre de temps; on l'enveloppe dans une couverture de laine, on le couche. Si les narines et la bouche présentent des mucosités, on les enlève avec un mouchoir; on maintient la langue en dehors des lèvres. Le corps est étendu de manière que le côté gauche n'appuie pas sur le matelas; on peut aussi placer le corps sur le dos, les épaules soulevées et soutenues par un coussin ou des vêtements repliés. Pour ramener les mouvements respiratoires, on exerce alors et alternativement quelques pressions sur la poitrine et sur le ventre; puis on élève les bras des deux côtés de la tête et on les maintient ainsi élevés pendant deux secondes; on abaisse alors les bras et on les presse contre les côtés de la poitrine pendant deux secondes; il faut répéter ces mouvements avec persévérance douze à quinze fois par minute.

Durant cette manœuvre, tout le corps sera frictionné, sous la couverture, avec une étoffe de laine chauffée ou avec des frottoirs de flanelle imbibée d'eau-de-vie chaude; on renouvellera très-souvent les frictions, surtout vers la région du cœur et le long de la colonne vertébrale.

Des bouteilles d'eau chaude seront placées aux aisselles, entre les cuisses et aux plantes des pieds. On administrera au malade un lavement composé comme suit :

Eau tiède, au plus un demi-litre;

Sel marin, trois cuillerées.

Mais on continuera les frictions chaudes pendant une heure,

deux heures même, si le malade ne reprend pas connaissance.

Quand le malade reprend connaissance, quand il respire sans difficulté, on lui donne quelques cuillerées de vin chaud, mais pas d'aliments durant vingt-quatre heures.

Nota. Agissez au plus vite, le succès dépend de la promptitude des secours. Tous les moyens indiqués peuvent échouer pendant des heures entières; persistez cependant dans vos tentatives, car quelquefois la respiration ne s'est rétablie librement qu'après deux ou trois heures de soins les plus assidus.

Si la mort n'est qu'apparente, jugez de la responsabilité que vous encourez en abandonnant le malade; jugez aussi du bonheur que vous éprouverez si vous rappelez à la vie l'un des hommes de votre équipage.

Bronchite. — Rhume. — Repos pendant quelques jours; le malade devra se vêtir chaudement.

Thé chaud, deux ou trois fois par jour.

Extrait de réglisse.

Si le malade tousse, s'il est oppressé, il faudra lui appliquer sur la poitrine, après avoir débarrassé la partie des poils qui peuvent la couvrir, un morceau de sparadrap de diachylon gommé de la largeur de la main; si la douleur augmente après deux ou trois jours, on remplacera le diachylon par une rondelle de sparadrap vésicant ayant environ dix centimètres de diamètre; on maintient ce vésicatoire à l'aide d'une bande en toile.

Après dix ou douze heures d'application, on enlève le sparadrap vésicant, on perce l'ampoule, le liquide contenu dans l'ampoule s'écoule; on soulève la peau morte, on la coupe.

Le premier jour on pansera le vésicatoire avec de l'onguent jaune étendu sur du linge. L'indisposition a pu s'aggraver, le malade tousse encore, éprouve de la chaleur à la poitrine et de la gêne dans la respiration; continuez, en ce cas, le pansement du vésicatoire avec la pommade au garou; et, quand le mieux se prononcera, revenez au pansement avec l'onguent jaune, afin de faire sécher le vésicatoire.

Durant toute la maladie, tisane de gomme arabique (préparation n° 9).

Coliques. — Faire prendre, en trois ou quatre fois, un demi-verre d'eau sucrée additionnée de quinze à vingt gouttes d'éther sulfurique rectifié.

Frictions sur le ventre avec de l'huile camphrée tiède. Si la douleur persiste, on appliquera un cataplasme émollient (préparation n° 1); le cataplasme est enveloppé d'un linge; on arrose la partie du linge qui doit être en contact avec le point douloureux de vingt à vingt-cinq gouttes de laudanum liquide de Sydenham.

Lavement émollient (préparation n° 6).

Constipation.- Lavement: un demi-litre d'eau de mer tiède.

Si, dans la journée, le malade n'a pas eu de selle, renouveler

le lavement, mais ajouter un paquet de sel d'Epsom de 30 grammes au demi-litre d'eau de mer.

Faire prendre, pendant trois ou quatre jours, chaque matin,
à jeun, un paquet de rhubarbe en poudre (50 centigrammes),
délayée dans quelques cuillerées d'eau.

Crachement de sang. — Repos complet et silence. —
Asseoir le malade dans un lieu frais.

Boissons froides, thé froid, mais très-fort; boire modérément
et lentement.

Très-peu d'aliments. — Pas de vin, pas d'eau-de-vie.

Diarrhée. — Vêtements chauds. — Très-peu d'aliments.
Tisane de gomme arabique (préparation nº 9). Lavement amidonné (préparation nº 5). Si, le lendemain, la diarrhée continue,
on administre encore un lavement amidonné, mais on y ajoute
10 gouttes de laudanum liquide de Sydenham.

NOTA. On ne continuera pas l'usage des lavements laudanisés,
mais on pourra, sans inconvénient, renouveler le lavement amidonné.

Fièvre. — Un matelot peut éprouver des malaises, de l'agi-
tation, des douleurs vagues dans les membres, des maux de tête,
un trouble enfin dans la santé ; c'est un mouvement fébrile qui
cédera souvent au repos et à la diète.

Si cet homme est constipé, on lui fera boire un verre d'eau de
mer auquel on aura ajouté un paquet de sel d'Epsom de
30 grammes.

Mais si l'on constate chez ce malade des alternatives de froid
et de chaud, il faudra :

1º Pendant le froid :

Le bien couvrir et lui donner quelques tasses de thé très-
chaud;

2º Pendant les sueurs :

Attendre que la chaleur diminue, et préparer une chemise
chaude pour changer le linge du malade; après, lui donner une
tasse de bouillon ou du thé chaud.

Quand ces accidents se renouvellent deux ou trois fois, il faut
bien remarquer le moment où la fièvre reparaît, si c'est à la
même heure, si c'est tous les jours, tous les deux ou trois jours.
On administrera alors, entre les accès, au moment où le malade
se trouve mieux et se croit guéri, ou la veille de l'accès présu-
mé, un paquet de sulfate de quinine de 20 centigrammes, que
l'on délaye dans environ deux cuillerées d'eau.

Si l'accès de fièvre est arrêté par le sulfate de quinine, on
continuera encore l'usage de ce médicament, afin de prévenir
le retour d'un second accès, comme si la fièvre devait se dé-
clarer; puis, chaque jour correspondant à celui de l'accès, le
malade prendra un demi-paquet de sulfate de quinine, deux ou
trois fois seulement.

Lorsque le malade a grand appétit, la demi-ration peut lui

être concédée pendant quelques jours, puis la ration ordinaire. Dans le cas où le malade n'éprouverait aucun désir de prendre des aliments, s'il ressentait un certain dégoût et s'il était constipé, faites prendre : sel d'Epsom 30 grammes, un paquet dissous dans un verre d'eau.

Indigestion. — Quelques tasses de thé chaud.

Pour favoriser le vomissement, thé très-léger, en abondance et tiède.

Si le ventre est ballonné, douloureux, administrez un lavement d'eau tiède.

Repos; peu d'aliments pendant deux ou trois jours.

Mal de gorge. — Bain de pieds à l'eau de mer chaude, dans laquelle on délayera une poignée de sel marin. Appliquer à la gorge des cataplasmes émollients (préparation n° 1).

Lavement émollient (préparation n° 6).

Limonade de crème de tartre (préparation n° 7).

Aliments liquides et en petite quantité, pendant quelques jours.

Gargarisme acidulé (préparation n° 4).

Mais, dès le début, le malade peut éprouver une grande difficulté à avaler : il faut alors s'empresser de le faire vomir en lui donnant un quart de verre d'eau tiède dans laquelle on aura dissous un paquet d'émétique de 5 centigrammes.

Dans le cas où le vomissement n'aurait pas lieu, renouvelez la dose d'émétique indiquée ci-dessus, un quart d'heure après l'administration du premier paquet.

Rétention d'urine. — Bain de siége, tiède, pendant vingt à trente minutes.

Lavement émollient (préparation n° 6).

Cataplasmes émollients (préparation n° 1) sur le bas-ventre et en arrière des bourses.

Dissoudre, dans un verre d'eau, un paquet de sel de nitre, d'un gramme, et renouveler cette boisson trois fois durant les vingt-quatre heures.

Rhumatisme. — Repos, vêtements chauds.

Frictionner la partie douloureuse avec un morceau de flanelle sur laquelle on aura étendu une demi-cuillerée de baume opodeldoch, ou, à défaut, d'huile camphrée; répéter ces frictions pendant quelques jours. On laissera, sur la partie malade, la flanelle qui aura servi, et on la maintiendra avec une ceinture de laine.

Faire boire un demi-verre d'eau additionnée d'un paquet de sel de nitre d'un gramme; répéter cette dose deux fois par jour.

Pour boisson ordinaire, limonade de crème de tartre (préparation n° 7).

Scorbut. — Cette maladie peut débuter par des lassitudes, une sorte de découragement, une faiblesse générale; les gencives se gonflent et saignent souvent, l'haleine devient fétide; on remarque sur le corps des taches piquetées et de teinte livide, particulièrement sur les membres inférieurs.

Nous ne signalons que les premiers accidents et les soins à donner avant l'intervention d'un médecin de la station navale.

Vêtements chauds. — Comme aliments, des produits végétaux frais. — Faire mâcher quelques tranches de pommes de terre crues, du cochléaria ou du cresson. — Exiger que le marin ne reste pas dans l'inaction; il devra travailler au grand air, mais modérément, et se garantir de l'humidité.

Le malade fera usage d'un gargarisme acidulé (préparation n° 4), et frictionnera deux fois par jour, avec de l'eau-de-vie, toutes les parties affectées.

Pour boisson : eau vineuse.

Syncope (évanouissement, faiblesse, perte de connaissance). — Coucher le malade dans un lieu bien aéré; enlever tous les vêtements qui peuvent serrer le cou, la poitrine, le ventre, etc.

Projeter de l'eau froide sur le visage; faire respirer du vinaigre ou de l'éther sulfurique rectifié.

Si ces moyens ne réussissent pas, frictionner les tempes et la région du cœur avec du vinaigre.

Lorsque l'évanouissement aura cessé, donner quelques cuillerées de vin.

Repos au lit durant quelques heures.

CHAPITRE II

MALADIES EXTERNES (CHIRURGICALES)

Abcès. — La partie malade devient de plus en plus gonflée, chaude, rouge et douloureuse. Il faut la recouvrir d'un cataplasme émollient (préparation n° 1) qu'on renouvelle matin et soir.

Lorsque l'abcès est ouvert, continuer les cataplasmes pendant deux ou trois jours, et laver avec de l'eau tiède; puis panser jusqu'à guérison, avec de la charpie enduite d'onguent jaune ou du sparadrap de diachylon.

Brûlure. — Lorsqu'elle est légère ou superficielle, sans ampoule, plonger la partie dans de l'eau froide que l'on renouvellera à mesure qu'elle s'échauffe. On y appliquera ensuite une couche de coton en rame qu'on laisse en place jusqu'à guérison.

S'il y a des ampoules, les percer au moyen de quelques coups de ciseaux, sans enlever la pellicule; puis panser avec de l'huile d'olive et du coton, en remplaçant tous les jours ou les deux jours la partie du coton qui sera souillée par les liquides.

Plus tard, s'il y a des ulcérations, ou si les parties sont mortifiées, panser avec de la charpie enduite d'onguent jaune; et si la brûlure siége aux mains ou au pieds, séparer les doigts ou les orteils par de petits morceaux de linge enduits d'onguent jaune, pour éviter qu'ils se réunissent pendant la cicatrisation. Lorsque la brûlure est étendue, elle détermine souvent de la fièvre. Dans ce cas, il faut condamner le malade au repos, le soumettre à une diète plus ou moins sévère, et lui faire prendre chaque jour un litre de limonade de crème de tartre (préparation n° 7).

Congélation. — Les parties du corps qui se gèlent le plus facilement sont les pieds, les mains, les oreilles et le nez. Elles se gonflent, deviennent violettes, froides et insensibles.

Ne pas approcher du feu les parties gelées, mais les frotter avec de la neige ou de la glace pilée, puis les plonger dans de l'eau froide, que l'on réchauffera lentement et dans laquelle on ajoutera un peu d'eau-de-vie camphrée ; puis panser avec de l'huile d'olive et du coton en rame, comme dans les brûlures.

Si la congellation est étendue et si tout le corps est refroidi, employer les mêmes soins et, de plus, faire prendre au malade quelques tasses de thé chaud et un peu de vin sucré.

Contusions. — Celles qui sont faibles se pansent avec des compresses (morceaux de linge pliés en deux ou en quatre) trempées dans de l'eau de mer ou dans de l'eau-de-vie camphrée étendue de quatre ou cinq fois sa quantité d'eau. Ces compresses seront fréquemment arrosées avec le liquide dans lequel on les a d'abord trempées.

Si les contusions sont plus fortes, s'il y a du sang épanché sous la peau, panser deux fois par jour avec des cataplasmes arrosés d'eau-de-vie camphrée et d'eau ou d'eau blanche (préparation n° 3), et faire garder le repos.

Entorse (foulure). — Immédïatement après l'accident, plonger la partie douloureuse dans de l'eau de mer froide et l'y maintenir une heure ou deux en renouvelant fréquemment l'eau; appliquer ensuite des compresses trempées dans cette eau, à laquelle on a ajouté un peu d'eau-de-vie camphrée, et entourer d'une bande légèrement serrée. En outre, le repos est nécessaire, surtout si l'accident a lieu au membre inférieur (pied, genou, etc.).

Plus tard, s'il survient de la douleur et du gonflement, recourir aux cataplasmes arrosés d'eau blanche (préparation n°3) ou d'eau-de-vie camphrée étendue d'eau.

Fractures. — Si l'os fracturé appartient à l'un des membres, le blessé ne peut plus mouvoir ce membre, tandis que les assistants pourront lui faire exécuter de légers mouvements en des points qui n'en présentent pas habituellement. De plus, le membre est souvent raccourci et n'est plus conformé comme le membre sain.

Quand la fracture est reconnue, au lieu de chercher à déshabiller le blessé, il faut découdre ou même couper les vêtements.
. S'il y a lieu de transporter le malade dans son lit, un assis-

tant doit être chargé de soutenir le membre fracturé, en plaçant une main au-dessus et l'autre au-dessous du lieu de la fracture, et en maintenant le membre dans sa direction habituelle.

Le hamac et le cadre doivent être mis de côté dans presque toutes les fractures, particulièrement dans celles de la jambe et de la cuisse; il vaut mieux alors placer le malade dans une couchette ou sur un matelas étendu sur un plan solide.

On s'occupera ensuite du pansement qui consiste en quatre ou cinq rubans de fil, ou liettes, ou bandes de toile de 60 à 70 centimètres de longueur, un drap de lit plié en plusieurs doubles d'une largeur suffisante pour envelopper toute la partie du membre où siége la fracture (un demi-drap ou une grande serviette suffirait pour les fractures du bras ou de l'avant-bras), deux planchettes de bois mince de la longueur du membre blessé et d'une largeur de 8 à 12 centimètres, suivant le volume du membre, deux compresses en plusieurs doubles, et de l'eau blanche (préparation n°3), ou de l'eau-de-vie camphrée étendue d'eau pour imbiber ces compresses.

Le pansement étant disposé, la personne qui dirige le traitement soulève le membre fracturé en glissant les deux mains entre le membre et le matelas, l'une au-dessus, l'autre au-dessous de la fracture, pendant qu'un assistant place sur le matelas, et au niveau de la partie du membre blessé, les rubans de fil ou bandes de toile espacés de quatre ou cinq travers de doigt, puis le drap de lit, en évitant de lui faire faire des plis.

On laisse alors retomber doucement le membre sur le drap de lit, en le plaçant dans la direction qu'il a habituellement, et en exerçant des tractions en sens contraire, comme si l'on voulait écarter les deux mains l'une de l'autre.

Les compresses imbibées d'eau blanche ou d'eau-de-vie camphrée sont ensuite appliquées sur le lieu de la fracture, puis chaque extrémité du drap de lit ou de la serviette est enroulée autour de l'une des planchettes de bois ou attelles, de manière à former deux coussins qui viennent s'appliquer de chaque côté du membre et qui sont maintenus dans cette position par les rubans de fil ou les bandes de toile serrés modérément. Il est de la plus grande importance, en effet, de serrer légèrement l'appareil, parce que, pendant les quelques heures et même les premiers jours qui suivent l'accident, un gonflement plus ou moins considérable peut se développer; on en est prévenu par les douleurs qu'éprouve le malade, et il faut alors desserrer les rubans de fil et même remplacer les compresses, qui doivent être mouillées matin et soir, sans déranger l'appareil, par des cataplasmes émollients (préparation n° 1).

On renouvellera le pansement tous les jours ou tous les deux ou trois jours, suivant que l'appareil s'est ou ne s'est pas dérangé, et l'on recommandera au malade l'immobilité la plus complète pendant toute la durée du traitement, qui ne doit pas être moindre de 50 à 60 ou 70 jours.

Si la fracture siége sur un des os du tronc, sur une côte, par exemple, on appliquera des compresses trempées dans l'eau blanche ou l'eau-de-vie camphrée étendue d'eau, et on tâchera d'immobiliser le plus possible la poitrine, au moyen d'une longue serviette pliée en trois doubles dans le sens de sa longueur, ou d'une bande de toile large de 15 centimètres environ et assez longue pour entourer le corps. Cette serviette ou cette bande sera assez fortement serrée.

Il paraît impossible d'entrer dans de plus grands détails pour le traitement des fractures : les conseils qui viennent d'être donnés sont les plus simples et les moins dangereux à mettre en pratique. Ils serviront à remédier aux premiers accidents et permettront d'attendre les secours qu'on devra s'empresser de rechercher auprès des navires de l'Etat qui composent la station.

Furoncles (clous). — S'ils sont très-gros, enflammés, douloureux, on y appliquera des cataplasmes émollients (préparation nº 1), et aussitôt qu'un point blanchâtre à leur sommet annonce que la suppuration est établie, qu'ils sont mûrs, on les pressera fortement entre deux doigts, matin et soir, jusqu'à la sortie complète d'une matière épaisse, blanchâtre, filamenteuse, appelée *bourbillon*. On les pansera ensuite simplement avec un morceau de sparadrap ou de diachylon.

Gale. — Maladie peu commune parmi les pêcheurs d'Islande. Elle se reconnaît à la démangeaison et à des boutons placés particulièrement entre les doigts, aux jointures et sur le ventre.

On la traitera en faisant frictionner tout le corps deux fois par jour avec de l'eau savonneuse, assez fortement pour déchirer les boutons, puis en lotionnant tout le corps avec de l'huile d'olive.

Après six, huit ou dix jours de ce traitement, on recommandera au malade de se bien nettoyer avec de l'eau douce tiède et du savon ; et les divers objets d'habillement qui auront servi seront lavés soigneusement et exposés à l'air.

Hernie (descente). — Petite tumeur qui se manifeste au pli de l'aine, ordinairement après un effort ; elle augmente par les secousses de la toux et disparaît lorsqu'on la presse avec la main, le malade étant couché sur le dos.

Aussitôt que l'on s'aperçoit de cet accident, on doit faire rentrer la tumeur et s'opposer à sa sortie au moyen d'un bandage herniaire.

Pour appliquér ce bandage, on fera coucher le malade sur le dos, la tête inclinée sur la poitrine, les cuisses fortement fléchies sur le ventre, les fesses plus élevées que le reste du corps ; on repoussera doucement la tumeur de bas en haut, jusqu'à ce qu'elle soit tout à fait rentrée.

On appliquera le bandage herniaire de manière que la pelote appuie sur la place qu'occupait la tumeur, et on le maintiendra au moyen de la ceinture et du sous-cuisse, qui viennent se fixer sur la pelote. On reconnaîtra **que** le bandage est convenablement appliqué lorsque la tumeur ne reparaît pas malgré la toux, les efforts comme pour aller à la garde-robe, et les mouvements en tous sens que l'on fera exécuter au malade.

Si, malgré l'application du bandage, la hernie continuait à sortir et à être douloureuse, il faudra renoncer au bandage, éviter les grands efforts et soutenir les bourses relevées au moyen d'une serviette ou d'une bande de toile.

Nota. — Les bandages herniaires seront distingués entre eux par les mots *côté droit*, *côté gauche*, écrits sur la pelote.

Luxations. — La luxation est la sortie de la tête ou de l'extrémité d'un os de sa cavité. Elle se constate par le changement de forme des jointures et par l'impossibilité où se trouvent le malade ou les assistants de faire faire au membre blessé des mouvements qui s'exécutent habituellement avec facilité.

Le traitement a pour but de replacer l'extrémité de l'os déboîté dans sa position naturelle; et cette opération est quelquefois si délicate, si difficile, qu'en l'absence d'un médecin on ne doit jamais se livrer à des tentatives prolongées qui pourraient devenir dangereuses.

Dans le cas de luxation de l'épaule, qui est la plus commune et ordinairement la suite d'une chute ou d'un coup sur cette partie, on fera des tractions modérées sur le poignet ou l'avantbras, pendant qu'un assistant retient le corps et que la personne qui soigne le blessé s'efforce de diriger la tête de l'os vers la cavité d'où elle est sortie et où elle doit rentrer d'elle-même, en rapprochant brusquement le coude du corps. Ce dernier mouvement s'exécutant avec facilité et le bruit particulier que fait l'os en rentrant dans sa cavité indiquent que la luxation est réduite.

Mais, en général, dans les cas de luxations comme dans les cas de fractures, il est indispensable de réclamer le plus tôt possible le secours des médecins des bâtiments de l'Etat, ou de déposer le blessé à l'hôpital du port le plus voisin.

Ophthalmies (maux d'yeux). — L'inflammation des yeux, quand elle est peu intense et peu douloureuse, se guérit en lavant les yeux plusieurs fois par jour avec de l'eau tiède ou avec une décoction émolliente (préparation n° 2) et en y appliquant des compresses imbibées dans cette décoction.

On donnera matin et soir un bain de pieds bien chaud dans lequel on aura mis deux poignées de sel marin, et l'on fera prendre un litre de limonade de crème de tartre (préparation n° 7).

Après quelques jours de ce traitement, si l'inflammation continue de faire des progrès, le malade se tiendra à l'abri de l'air et de la lumière et sera purgé à l'aide d'un paquet de sel d'Epsom de 30 grammes dissous dans un verre d'eau tiède; on bassinera les yeux avec de l'eau fraîche à laquelle on a ajouté quelques gouttes de laudanum liquide de Sydenham (10 gouttes pour un quart de verre d'eau). Si le mal ne cède pas à ces moyens continués pendant cinq ou six jours, on appliquera à la nuque, immédiatement au-dessous des cheveux, une rondelle de sparadrap vésicant de la grandeur d'une pièce de 5 francs en argent, et l'on pansera ce vésicatoire pendant quelques jours avec la pommade au garou.

Si l'inflammation est forte, on devra diminuer les aliments et proscrire l'usage du vin et des boissons alcooliques.

Panaris. — Inflammation plus ou moins profonde de l'un ou de plusieurs des doigts, toujours très-douloureuse, qu'il faut traiter dès le début en trempant la main deux fois par jour dans une décoction émolliente tiède (préparation n° 2) et la recouvrant d'un cataplasme émollient (préparation n° 1). Après plusieurs jours, si le gonflement continue à faire des progrès et tend à se porter vers la paume de la main, on pourrait, avec un instrument bien tranchant, faire sur le milieu du doigt une incision longue de 2 à 3 centimètres et assez profonde pour faire sortir le pus.

Lorsque l'abcès est ouvert, on continuera l'usage des cataplasmes pendant deux ou trois jours, puis on pansera avec de la charpie et de l'onguent jaune.

Plaies. — Si la plaie est faite par un instrument tranchant qui a divisé les parties d'une manière nette et sans déchirure, on commencera par la nettoyer avec de l'eau fraîche, puis on en rapprochera les bords avec des bandelettes de sparadrap de diachylon larges d'un travers de doigt, et placées en travers de la plaie.

Ces bandelettes, d'une longueur de 10 à 15 centimètres en moyenne, seront plus longues si la plaie est plus profonde, et pourront même faire le tour du membre, leur partie moyenne étant appliquée au point opposé à la plaie et leurs bouts venant s'entre-croiser au devant d'elle.

Un peu de charpie placée au niveau de la plaie et une compresse maintenue par une bande de toile peu serrée compléteront le pansement, qui ne sera renouvelé qu'au bout de deux ou trois jours.

Si la plaie donne lieu à un écoulement de sang assez considérable, on fera plus exactement et avec plus de soin le rapprochement des bords par des bandelettes de sparadrap de diachylon, et l'on serrera plus fortement le pansement au moyen de la bande de toile. Ce premier pansement sera laissé en place trois ou quatre jours, et le membre sera mis au repos et dans une situation élevée.

Si la plaie est faite par un instrument non tranchant, par un corps lourd, qui aura écrasé ou meurtri les chairs, il faudra la nettoyer et enlever les corps étrangers qui pourraient s'y rencontrer. Elle sera ensuite pansée avec de la charpie et des compresses trempées dans de l'eau fraîche et fréquemment arrosées de ce liquide.

Si, au bout de quelques jours, il survient du gonflement et de la rougeur, avec chaleur et douleur, on appliquera deux fois par jour des cataplasmes émollients (préparation n° 1); et, quand ces accidents d'inflammation seront dissipés, on pansera avec de la charpie sèche ou avec de la charpie trempée dans de l'eau-de-vie ou recouverte d'onguent jaune.

Si les plaies siégent à la poitrine ou à la tête, elles exigent un repos absolu, une diète plus ou moins sévère et la privation des liqueurs fortes; dans les plaies de tête un peu graves, avec ou sans fracture du crâne, il faut entretenir la liberté du ventre au moyen de lavements d'eau de mer tiède donnés tous les deux ou trois jours.

CHAPITRE III
MALADIES VÉNÉRIENNES

Les accidents qui se présenteront le plus fréquemment à bord sont : l'uréthrite ou chaude-pisse, simple ou compliquée, et les chancres avec leurs conséquences variées.

Au début de la chaude-pisse, il faudra s'abstenir de vin pur et de liqueurs fortes, se préserver du froid et de l'humidité, baigner la verge deux fois par jour avec de l'eau tiède, et prendre chaque jour un ou deux litres de tisane émolliente (préparation n° 8), dans laquelle on aura fait dissoudre un paquet de sel de nitre d'un gramme. Eviter surtout de chercher à couper la chaude-pisse par l'emploi de tout moyen violent, qui pourrait n'être pas sans inconvénients.

Si elle s'accompagne d'irritation vers les testicules, il faudra recourir aux bains de siége, relever les bourses et la verge contre le ventre, et même garder le repos au lit et employer des cataplasmes émollients (préparation n° 1).

Dans les cas de chancres à la verge, on lavera deux ou trois fois par jour cette partie dans de l'eau pure ou de l'eau additionnée de quelques gouttes d'extrait de saturne; les chancres seront ensuite pansés avec de la charpie sèche ou avec de la charpie imbibée d'eau-de-vie.

S'il survenait des bubons ou poulains, le malade devra garder le repos et appliquer des cataplasmes émollients (préparation n° 1). S'il se forme un abcès, on devra continuer les cataplasmes deux ou trois jours après qu'il se sera ouvert, puis panser avec l'onguent jaune ou de la charpie trempée dans de l'eau-de-vie.

Les accidents plus graves de la vérole, tels que taches sur la peau, maladies de la gorge, des yeux, etc., réclament l'emploi d'un traitement spécial et l'intervention d'un médecin.

PRÉPARATION DES REMÈDES
PRÉPARATION N° 1. — *Cataplasme émollient.*

Délayez la farine de semence de lin avec de l'eau bouillante, jusqu'à consistance convenable.

NOTA. — Si l'approvisionnement de farine de semence de lin est épuisé, préparez un cataplasme de biscuit comme suit :

Faites tremper dans de l'eau chaude du biscuit écrasé, malaxez ces fragments et faites cuire la masse jusqu'à consistance de bouillie épaisse.

PRÉPARATION N° 2. — *Décoction émolliente.*

Semence de lin, deux cuillerées.

Eau, un litre.

Faites bouillir pendant un quart d'heure; passez à travers une toile.

PRÉPARATION N° 3. — *Eau blanche.*

Extrait de saturne, une partie.

Eau, cinquante parties.

Mêlez.

PRÉPARATION N° 4. — *Gargarisme acidulé.*

Vinaigre, deux cuillerées.

Eau sucrée, un verre.

Mêlez.

PRÉPARATION N° 5. — *Lavement amidonné.*

Amidon, une cuillerée.

Délayez l'amidon dans un demi-verre d'eau froide, puis ajoutez un verre d'eau bouillante.

PRÉPARATION N° 6. — *Lavement émollient.*

Semence de lin, une cuillerée.

Eau, trois verres.

Faites bouillir pendant un quart d'heure; passez à travers une toile et administrez cette décoction tiède.

PRÉPARATION N° 7. — *Limonade de crème de tartre.*

Eau sucrée, un litre.

Un paquet de crème de tartre de 10 grammes.

Mêlez et agitez jusqu'à ce que la crème de tartre soit dissoute.

Conservez cette boisson dans un vase en grès, ou dans une bouteille en verre, mais n'employez jamais soit un vase en étain, soit un cruchon ou pot en terre commune vernissée.

PRÉPARATION N° 8. — *Tisane émolliente.*

Semence de lin, une cuillerée.

Eau, un litre.

Faites bouillir pendant un quart d'heure; passez à travers une toile; sucrez cette boisson.

PRÉPARATION N° 9. — *Tisane de gomme arabique.*

Ajoutez à un litre d'eau sucrée un paquet de gomme arabique concassée, de 20 grammes; agitez ce mélange jusqu'à ce que la gomme soit dissoute.

Fait à Paris, le 14 février 1869.

Les Membres du Conseil supérieur de santé,
AD. VINCENT, REYNAUD.

TYPOGRAPHIE RENOU ET MAULDE, RUE DE RIVOLI, 144   17511

* 9 7 8 2 3 2 9 1 3 2 9 4 5 *